BEI GRIN MACHT SICH IHR WISSEN BEZAHLT

- Wir veröffentlichen Ihre Hausarbeit, Bachelor- und Masterarbeit

- Ihr eigenes eBook und Buch - weltweit in allen wichtigen Shops

- Verdienen Sie an jedem Verkauf

Jetzt bei www.GRIN.com hochladen und kostenlos publizieren

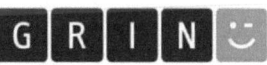

Bibliografische Information der Deutschen Nationalbibliothek:

Die Deutsche Bibliothek verzeichnet diese Publikation in der Deutschen National-
bibliografie; detaillierte bibliografische Daten sind im Internet über http://dnb.d-
nb.de/ abrufbar.

Impressum:

Copyright © 2017 GRIN Verlag, Open Publishing GmbH
Druck und Bindung: Books on Demand GmbH, Norderstedt Germany
ISBN: 9783668568839

Dieses Buch bei GRIN:

http://www.grin.com/de/e-book/379076/angebotsstrukturen-im-gesundheitssektor-
unterschiede-und-gemeinsamkeiten

Vanessa Biki

Angebotsstrukturen im Gesundheitssektor. Unterschiede und Gemeinsamkeiten der privaten und gesetzlichen Krankenkassen

GRIN Verlag

GRIN - Your knowledge has value

Der GRIN Verlag publiziert seit 1998 wissenschaftliche Arbeiten von Studenten, Hochschullehrern und anderen Akademikern als eBook und gedrucktes Buch. Die Verlagswebsite www.grin.com ist die ideale Plattform zur Veröffentlichung von Hausarbeiten, Abschlussarbeiten, wissenschaftlichen Aufsätzen, Dissertationen und Fachbüchern.

Besuchen Sie uns im Internet:

http://www.grin.com/

http://www.facebook.com/grincom

http://www.twitter.com/grin_com

Angebotsstrukturen im Gesundheitssektor

SRH Fernhochschule Riedlingen

Von
Vanessa Biki

Studiengang: Prävention und Gesundheitspsychologie

Inhaltsverzeichnis

Abkürzungsverzeichnis

GKV = Gesetzliche Krankenversicherung

PKV = Private Krankenversicherung

PVS-Verband = Verband der Privatärztlichen Verrechnungsstellen

SGB = Sozialgesetzbuch

Abbildungsverzeichnis

Tabellenverzeichnis

3

1. Einleitung

Krankheit ist ein Bestandteil des menschlichen Lebens. Die Kosten für eine Behandlung, ohne dass das Individuum krankenversichert ist, können so hoch sein, dass der einzelne dies nicht selbst finanzieren kann. Aufgabe der Krankenkasse ist, Menschen im Krankheitsfall finanziell abzusichern.[1] Im Jahr 2014 ergab der Beitrag in Deutschland für die Gesundheitskosten knapp 328 Mrd. €, was dem Anteil von 11,2% des Bruttoinlandsprodukts entspricht. Allein die Ausgaben der gesetzlichen Krankenkassen (GKV) im Jahr 2014, beliefen sich in der Summe auf 191,8 Mrd. €, wobei die Gesundheitsausgaben der privaten Krankenkassen (PKV) sich auf 29,3 Mrd. € beziffern.[2]

1.1 Zielsetzung der Arbeit

Ziel dieser Arbeit ist, sich mit den Grundlagen der gesetzlichen und privaten Krankenversicherungen auseinander zu setzen, ihre Unterschiede, Gemeinsamkeiten und Problemstellungen aufzuzeigen. Außerdem soll analysiert werden, ob das duale Krankenversicherungssystem einer leistungsfähigen Krankenversicherung der Zukunft entspricht, und welche Anforderungen es für das zukünftige System gibt.

1.2 Aufbau der Arbeit

Im ersten Teil der Arbeit sollen die gesetzlichen und privaten Krankenkassen näher beschrieben werden. Mit dem SGB V soll ein Überblick über gesetzliche Grundlagen verschafft werden. Im letzten Teil der Arbeit werden die aktuelle Probleme der Krankenkassen dargestellt sowie die Anforderungen an ein leistungsfähiges Krankenversicherungssystem der Zukunft.

---

[1] Vgl. Charles, J./ Pirk, O.: 2002. S.141.
[2] Vgl. Wassman, H.: 2016, S.6.

4

2 Krankenversicherungssystems in Deutschland

2.1. Die gesetzliche Krankenversicherung

Die GKV ist ein Bestandteil des deutschen Gesundheits- und Sozialversiche-rungssystems. Für jeden Arbeitnehmer ist vom Gesetz eine Versicherungs-pflicht bei einer gesetzlichen Krankenkasse vorgeschrieben. Personen deren monatliches Einkommen einen bestimmten Betrag überschreitet, können freiwil-lig weiter bei der Krankenkasse versichert bleiben oder können zur einer priva-ten Krankenversicherung wechseln. Zur den gesetzlichen Krankenkassen zäh-len:

- AOK (Allgemeine Ortskrankenkassen)
- BKK (Betriebskrankenkassen)
- IKK (Innungskrankenkassen)
- Knappschaft
- Ersatzkassen.[3]

2.1.1 Versicherter Personenkreis

Der versicherte Personenkreis enthält die freiwillige Versicherung, die Pflicht-versicherung und die Familienversicherung. In den §§5 bis 10 SGB V sind die Bedingungen für die drei Versicherungsformen abgestimmt. Eine beitragsfreie Familienversicherung umfasst die Kinder und die Ehegatten, wenn deren Ein-kommen nicht die gesetzlich definierte Höhe überschreitet und ihr Wohnsitz in der Bundesrepublik Deutschland ist.[4]

Versicherungspflichtig sind laut §5 SGB V:
- Arbeitnehmer, Angestellte und Personen zur Berufsausbildung, die gegen Ar-beitsentgelt beschäftigt sind,

---

[3] Vgl. gesetzliche-krankenkassen.biz (20.06.2017)
[4] Vgl. Hansen, G./ Hansen, P.: 2008, S.47.

- Personen in der Zeit, in welcher sie Unterhaltsgeld oder Arbeitslosengeld nach dem Dritten Buch beziehen,

- Personen in der Zeit, in welcher sie Arbeitslosengeld II nach dem Zweiten Buch beziehen, vorausgesetzt dass sie nicht familienversichert waren,

- Landwirte, ihr Altenteiler und mitarbeitende Familienmitglieder,

- Künstler und Publizisten nach Bestimmung des Künstlersozialversicherungsgesetzes,

- Personen, die in Einrichtungen für Jugendhilfe für eine Erwerbstätigkeit befähigt werden sollen,

- Teilnehmer an Leistungen zur Teilhabe am Arbeitsleben wie auch an Abklärungen der beruflichen Eignung oder Arbeitsprobung,

- Menschen mit Behinderung; die in anerkannten Werkstätten für behinderte Menschen oder in Blindenwerkstätten oder für diese Einrichtung in Heimarbeit tätig sind,

- behinderte Menschen, die in Heimen, Anstalten oder ähnlichen Einrichtungen eine kontinuierliche Leistung erbringen, die einen Fünftel der Leistung eines voll erwerbstätigen Beschäftigten in gleicher Beschäftigung entspricht,

- Studenten, die an staatlichen oder staatlich anerkannten Hochschulen immatrikuliert sind, unabhängig davon, ob ihr Wohnsitz im Inland ist,

- Studenten, die einer Studien- oder Prüfungsordnung vorgegebene berufspraktische Tätigkeit ohne Arbeitsentgelt verrichten,

- Personen, die die Voraussetzung auf eine Rente aus der gesetzlichen Rentenversicherung erfüllen und die Rente beantragt haben,

- Personen, die selbstständige künstlerische oder publizistische Tätigkeit vor dem 01.01.1983 aufgenommen haben, die Bedingungen für den Anspruch auf eine Rente erfüllen, und diese Rente beantragt haben,

- Personen, die zuletzt krankenversichert waren oder bisher nicht gesetzlich oder privat krankenversichert waren, haben keinen anderweitigen Anspruch auf Absicherung im Krankheitsfall.[5]

Bis zur Vollendung des 18. Lebensjahrs sind Kinder familienversichert. Wenn Kinder nicht erwerbstätig sind, erhöht sich die Altersgrenze auf das 23. Lebensjahr. Wenn sie sich in einer Berufs- oder Schulausbildung befinden, oder ein

---

[5] Vgl §5 Absatz 1-13 SGB V (23.12.2014.)

freiwilliges soziales Jahr leisten verlängert sich die Familienversicherung auf das 25. Lebensjahr.[6] Dabei besteht keine Altersgrenze für Menschen mit Behinderung die nicht selbst für ihren Unterhalt sorgen können. Voraussetzung dafür ist, dass die Behinderung zu dem Zeitpunkt vorhanden war, als die Peson familienversichert war.[7] Auch Enkelkinder, Pflegekinder und Stiefkinder werden als Kind bezeichnet die durch das Mitglied überwiegend unterhalten werden.[8]

2.1.2 Beitragssatz

Der allgemeine Beitragssatz der GKV wurde zum 01.01.2015 auf 14,6 Prozentpunkte festgelegt. Die Arbeitgeber zahlen für Beschäftigte 7,3%. Die folgende Grafik stellt die Auswirkung und die Höhe auf den allgemeinen Beitragssatz der GKV dar.[9]

Abbildung 1 (siehe Anhang 1, S.31): Beitragssatzentwicklung in der GKV Dicke, V./ Härle, I./ Lullies, D. et.al: 2015. S.33.

Wenn der Beitragssatz nicht ausreicht, um die Kosten der Krankenkasse zu decken, müssen die Mitglieder einen Zusatzbeitrag zahlen. Der Zusatzbeitrag wird in Prozent nach dem Verdienst berechnet.[10]

2.1.3 Leistungen

Nach dem SGB V haben Versicherte der Krankenversicherung Anspruch auf unterschiedliche Leistungen der GKV. Der Leistungsanspruch wird durch die gesetzliche Bestimmung definiert. Demgemäß muss die Krankenkasse dem Versicherten Leistungen zur Verfügung stellen, die dem wirtschaftlichen Angebot genügt. Gefördert wird, dass die Leistungen Qualität und Wirksamkeit zei-

---

[6] Vgl. Charlier, S.: 2007, S.256.
[7] Vgl. aok.de (21.06.2017)
[8] Vgl. Schirmer, H.D.: 2006, S.36.
[9] Vgl. Dicke, V./ Härle, I./ Lullies, D. et.al: 2015. S.33.
[10] Vgl. Krankenkasse.de (22.06.2017)

gen, dem allgemeinen anerkannten Standard der medizinischen Erkenntnisse entsprechen sowie die medizinischen Fortschritte berücksichtigen.[11] Jedoch gibt es einige Leistungen, welche die GKV nicht erstattet. Dem zugrunde bieten Krankenkassen Leistungskataloge mit Zusatzversicherungen, welche diese Leistungen abdecken, welche nicht Gegenstände der Basisversicherung sind.[12]

2.1.4 Wahlrecht

Die Pflicht- und freiwillig versicherten Arbeitnehmer haben das Recht zwischen den verschiedenen Krankenkassen zu wählen. Die angebotenen Krankenkassen sind:

- die Ortskrankenkasse am Beschäftigungs- oder Wohnort
- jede Ersatzkasse deren Zuständigkeit sich nach der Satzung der Eratzkasse auf den Beschäftigungs- oder Wohnort erstreckt
- Betriebs- oder Innungskrankenkasse, wenn im Betrieb, in welchem der Arbeitnehmer tätig ist, die Satzung eine allgemeine Öffnung für abgegrenzte Regeln vorsieht,
- Krankenkasse, bei der zuletzt eine Familienversicherung oder Mitgliedschaft bestanden hat,
- Die Knappschaft- Bahn-See,
- Die Krankenkasse, bei welcher der Lebenspartner oder Ehegatte versichert war.[13]

Am Tag des Beitritts zur Krankenkasse beginnt auch die Mitgliedschaft.[14] Mit Vollendung des 15. Lebensjahrs darf jede Person selbst die Krankenkasse wählen. Wenn die Krankenkasse ausgewählt wird, stellt sie dem Versicherten eine Mitgliedsbescheinigung aus, die der Versicherte seinem Arbeitgeber oder an seiner zu meldenden Stelle abgibt.[15]

---

[11] Vgl. Carlson, S.B.: 2014, S.68.f.
[12] Vgl. Musil, A.: 2003, S.122.
[13] Vgl. Stier, A.: 2017, S.4
[14] Vgl. §188 Absatz 1 SGB V
[15] Vgl. aok-busines.de (22.06.2017)

Die Krankenkassen haben für die Versicherte auch Wahltarife. Den Mitgliedern ergibt sich dadurch eine bessere Wahlmöglichkeit und Vergleichbarkeit zwischen den Angeboten. Alle Krankenkassen bieten Wahltarifen, und darüber hinaus können auch optionale Wahltarife angeboten werden, die folgend näher erläutert werden.[16]

Pflichtangebote der Kassen:
- Versorgungsangebote, nichtärztliche Leistungserbringer wie z.b. Physiotherapie, strukturierte Behandlungsprogramme wie Disease- Management-Programme und Hasuarzttarif
- Krankheitsgeldtarif für Selbstständige: Bestimmte Versicherte wie hauptberuflich Selbstständige können sich mit diesem Tarif Krankheitsgeldanspruch sichern

Optionale Wahltarife:
- Selbstbehalttarif
- Kostenerstattungstarif für besondere Arzneimitteltherapie
- Beitragsrückerstattung.[17]

---

[16] Vgl. bundesgesundheitsministerium.de (22.06.2017)
[17] Vgl. Ebenda (10.07.2017)

2.2 Die private Krankenversicherung

Knapp 9 Millionen Menschen sind vollkommen privat krankenversichert, und etwa 25 Millionen Zusatzversicherungen sind abgeschlossen.[18]

Die folgende Tabelle zeigt die genaue Anzahl an privat vollversicherten Personen und die Anzahl der abgeschlossenen Zusatz- und Pflegeversicherungen in den Jahren 2000 bis 2015.

Abbildung 2 (Siehe Anhang 2, S.32): Anzahl der PKV- Versicherten (Quelle:http://www.gbe-bund.de/oowa921-install/servlet/oowa/aw92/dboowasys921.xwdevkit/xwd_init?gbe.isgbetol/xs_start_neu/&p_aid=3&p_aid=41581236&nummer=682&p_sprache=D&p_indsp=-&p_aid=24117547) 11.07.2017.

Die PKV ist auf den Rechtsformen Aktiengesellschaft und Versicherungsverein auf Gegenseitigkeit gebildet. Die Träger des Versicherungsvereins sind die Versicherungsnehmer die gleichzeitig auch die Mitglieder sind. Versicherungsvereine auf Gegenseitigkeit sind auch dadurch gekennzeichnet, dass sie durch Vertreter der Versicherungsnehmer selbst verwaltet werden. Die Überschüsse fließen in die Rücklagen oder an die Versicherungsnehmer zurück.[19]

---

[18] Vgl. pkv.de (22.06.2017)
[19] Vgl. Wasmann, H.: 2016, S.37.

2.2.1 Mitgliedschaft

Nicht jede Person kann den Anspruch auf eine private Krankenversicherung wahrnehmen. Im Gegensatz zur der GKV, ist die PKV nicht verpflichtet mit jedem Interessanten einen Versicherungsvertrag abzuschließen. Im Vergleich zur GKV, wo die Versicherungsbeiträge nach dem Einkommen der Person berechnet werden, wird die Höhe des Beitrags bei der PKV nach dem Risiko der Versicherten bei Abschluss des Vertrages kalkuliert. Dies ist abhängig von unterschiedlichen Faktoren wie z.b. Eintrittsalter und Krankheitsgefahr. Antragssteller und Antragsstellerin können wegen Vorerkrankung oder aufgrund des Alters abgelehnt werden.[20] Jede private Krankenversicherung ist verpflichtet, den Basistarif anzubieten. Versicherte, welche die Voraussetzungen für diesen Tarif erfüllen, dürfen nicht abgelehnt werden.[21]

Die PKV kann zum Ende jedes Jahrs gekündigt werden, mit einer Mindestfrist von 3 Monaten. Wurde im Vertrag eine Mindestvertragsdauer abgeschlossen, kann die Mitgliedschaft nicht vor diesem Ablauf gekündigt werden.[22]

2.2.2 Familienversicherung

In der GKV sind die Kinder in der Familienversicherung beitragsfrei eingebunden. Dies ist jedoch bei der privaten Krankenversicherung nicht der Fall, die Mitglieder müssen einen Beitrag für ihre Kinder zahlen. Die Höhe des Beitrags wird nach der Lohnhöhe des Mitglieds berechnet.[23] Haben beide Eltern die Mitgliedschaft in einer PKV ist die Mitgliedschaft für das Kind nicht möglich. Ist ein Elternteil privat versichert und der andere nicht, kann für das Kind zwischen den Versicherungsarten entschieden werden. Jedoch hat das Kind kein Anspruch auf eine beitragfreie Familienversicherung wenn der privat versicherte Elternteil ein höheres Einkommen hat als der gesetzlich versicherte, und somit die Jahresarbeitsentgeltgrenze überschreitet.[24]

---

[20] Vgl. bundesgesundheitsministerium.de (23.06.2017)
[21] Vgl. Ebenda
[22] Vgl. pkv.de (23.06.2017)
[23] Vgl. krankenversicherung.net (23.06.2017)
[24] Vgl. pkv.de (24.06.2017)

Je nach dem wie die Eltern versichert sind, gelten unterschiedliche Regelungen. Dem zu Grunde sollte die Krankenversicherung des Kindes schon vor der Geburt oder Adoption geplant sein.[25]

2.2.3 Beitragssatz

Die PKV ist unabhängig von dem Gehalt des Mitglieds. Die Beiträge werden nach einer speziellen mathematischen Formel berechnet und basieren auf gesetzlichen Grundlagen.[26] Unter anderem sind folgende Faktoren für die Berechnung bedeutend:

- die Beitragshöhe ist vom Umfang der versicherten Leistungen abhängig
- das Risiko für Erkrankungen steigt mit dem Lebensalter, darum sind die Beiträge in der privaten Krankenversicherung auch vom Alter abhängig
- zur Beginn der Versicherung bereits vorhandene Krankheiten stellen zusätzliche Risiken dar, für die Risikozuschläge gezahlt werden müssen
- auf Grund der unterschiedlichen Gesundheitskosten-Wahrscheinlichkeit, werden die Tarife für Männer und Frauen differenziert berechnet.[27]

2.2.4 Leistungen

Wie schon erwähnt, sind seit 2009 alle privaten Krankenkassen verpflichtet eine Basistarif anzubieten. Weitere Leistungen für die Behandlungen und unterschiedliche Versorgungen werden im Vertrag geregelt.[28] Die Hauptversicherungsart der PKV ist die Krankheitsvollversicherung, die zugleich eine Kostenversicherung ist. Mitglieder die eine private Krankenversicherung abgeschlossen haben, müssen sich auch privat pflegeversichern. Die Leistungen ähneln der gesetzlichen Pflegeversicherung. Auch hier sind die Beiträge unabhängig vom Einkommen und werden nach Kapitaldeckungsverfahren kalkuliert. Die gesetzlich Versicherten können noch Zusatzversicherungen abschließen, um

---

[25] Vgl. Ebenda
[26] Vgl. private-krankenkasse-pkv.de (24.06.2017)
[27] Vgl. Preusker, U.K.: 2010, S.69.
[28] Vgl. krankenkassen.net (24.06.2017)

ihren Grundversicherungsschutz zu verbessern. Für privat Vollversicherte könnten die folgenden Zusatzversicherungen attraktiv sein: Krankenhaustagesgeldversicherung, Krankentagegeldversicherung und Pflegezusatzversicherung.[29]

Die nachfolgende Grafik zeigt die Leistungen der privaten Kranken- und Pflegeversicherung in Mio. € nach Leistungsart seit dem Jahr 1988.

Abbildung 3 (siehe Anhang 3, S.33): Leistungen der privaten Kranken- und Pflegeversicherung nach Leistungsart
(Quelle:http://www.gbe-bund.de/oowa921-install/servlet/oowa/aw92/dboowasys921.xwdevkit/xwd_init?gbe.isgbetol/xs_start_neu/&p_aid=i&p_aid=41581236&nummer=246&p_sprache=D&p_indsp=50040&p_aid=12133446#SEARCH=%2522pkv%2522) 12.07.2017

3 Zukunftsfähigkeit der GKV und PKV

3.1 Gemeinsamkeit und Unterschiede der GKV und PKV

Ein zentraler Unterschied zwischen der PKV und GKV liegt darin, dass PKV Mitglieder ihre individuellen Gesundheitsrisiken versichern, und die GKV auf Solidarprinzip beruht. Dies bedeutet, Junge zahlen für Alte und Gesunde für Kranke. Ein weiterer wichtiger Unterschied liegt in der Familienversicherung. Mitglieder der GKV haben den Anspruch, ihre nicht berufstätigen Ehegatte und Kinder beitragsfrei in der Familienversicherung mitzuversichern. In der PKV muss jedes Familienmitglied einen eigenen Vertrag haben. Alle Versicherungspflichtigen, freiwillig Versicherten oder Arbeitslosen können Mitglieder bei der GKV werden. Um ein Anspruch auf PKV zu erhalten, muss das Mitglied Beamter oder Selbstständiger sein oder aber ein monatliches Einkommen über 4.162,50 Euro haben. Kassenpatienten erhalten keine Kostenerstattung für Zahnersatz, wobei privat Versicherte - je nach Tarif - bis zu 90 Prozent erhalten können. Auch für Brillen gibt es seit 2004 keine Kostenübernahme für die GKV Versicherte, Ausnahme sind schwere Störungen sowie Personen bis zu 18 Jahren. Die PKV Versicherten können sich auf eine Kostenerstattung verlassen,

---

[29] Vgl. Wasmann, H.: 2016, S.40.

jedoch bis zu einer vereinbarten Höchstgrenze pro Jahr. Heilmethoden die nicht schulmedizinisch anerkannt sind, werden für Kassenpatienten nicht übernommen. Privatversicherte können eine Kostenerstattung für eine Heilpraktikerleistung erhalten, abhängig von ihrem ausgewählten Tarif. Kassenpatienten können sich bei allen Kassenärzten behandeln lassen, jedoch müssen sie das nächst gelegene Krankenhaus nutzen. Privatversicherte haben eine freie Arzt- und Krankenhausauswahl.[30]

---

[30] Vgl. Pfeifer, H.: 2010. S.39-42.

In folgende Tabelle werden die Unterschiede der PKV und GKV gezeigt.

	Gesetzliche Kranken-versicherung (GKV)	Private Krankenversi-cherung (PKV)
Wer kann sich versi-chern?	Arbeitnehmer mit einem Brutto monatlichem Einkommen bis 4.800 € sind pflichtversichert	Arbeitnehmer deren monatliches Einkommen 4.800€ überschreitet
Familie	Kinder bis 25 und Ehepartner ohne bzw. mit geringem Einkommen sind kostenlos mitversichert	Kinder und Ehepartner müssen selbstständig krankenversichert sein
Leistungen	Die Leistungen entsprechen der gesetzlich vorgeschriebenen Grundversorgung	Die Leistungen unterscheiden sich je nach Tarif. Die Basis Tarif ist mit den Leistungen der gesetzlichen Krankenversicherung vergleichbar
Perspektiven im Alter	Durch die Erhöhung des Lebensalters sind steigende Beiträge zu erwarten. Da nach dem Umlageprinzip gewirtschaftet wird, gibt es keine Altersrückstellung	Die PKV bildet Rückstellung für das Alter. Leistungskürzung sind nicht zu befürchten, jedoch ist die Beitragserhöhung nicht ausgeschlossen. Weiterhin besteht die Möglichkeit in einem preisgünstigen Tarif zu wechseln.
Perspektiven im Alter	Kassen berechnen den Beitragssatz nach dem Bruttoeinkommen. Je nach Wirtschaftlichem Erfolg können sie Beiträge zurück erstatten oder Zusatzbeiträge erhalten. Der Krankenkassenbeitrag wird von dem Arbeitnehmer und	Die PKV bildet Rückstellungen für das Alter. Leistungskürzung ist nicht zu befürchten, jedoch ist die Beitragserhöhung nicht ausgeschlossen. Weiterhin besteht die Möglichkeit in ein preisgünstigen Tarif zu wechseln. Die Beiträge richten sich nach dem Gesundheits-

	Arbeitgeber geteilt, Arbeitnehmer zahlen zusätzlich einen Beitrag von 0,9 Prozent vom Bruttolohn. Die Abrechnung wird nach dem Sachleistungsprinzip durchgeführt. Der Leistungserbringer verrechnet nach der Behandlung die Kosten des Versicherten direkt mit der Krankenkasse, der Versicherte muss nicht vorleisten.	zustand, Alter, Beruf und vielen anderen Faktoren die unabhängig vom Einkommen sind. Der Arbeitgeber trägt fast dir hälfte der Kosten des Arbeitnehmers, dies ist maximal bis zu halben GKV Höchstbeitrag. Bei der ambulanten Behandlung erfolgt die Abrechnung mit dem Versicherten. Er erhält eine Rechnung die er bezahlt und bei der PKV einreichen, muss, um die Kosten erstattet zu bekommen. Bei stationären Behandlungen rechnet das Krankenhaus die Kosten meist mit der PKV ab.

Tabelle 1: Leistungsvergleich der PKV und GKV

(Quelle: eigene Darstellung nach:

http://www.krankenversicherung.net/gesetzliche-private-krankenversicherung

(25.07.2017))

Obwohl die Grundstruktur bei beiden Versicherungssystemen unterschiedlich ist, werden die meisten Versorgungseinrichtungen und Leistungen sowohl von der PKV als auch von der GKV gleichermaßen angenommen.[31] Durch die Einführung des Basistarifs ergibt sich eine weitere Gemeinsamkeit von GKV und PKV. Diese ist die Sicherstellung einer grundlegenden Versorgung mit zumutbaren Prämien.[32]

3.2 Probleme und Anforderungen an die GKV und PKV

In einer Studie wurde kritisiert, dass in der gesetzlichen Versicherung zu viele Institutionen an der Patientenbehandlung beteiligt sind. Die Probleme können

---

[31] Vgl. Böckmann, R.: 2011, S.67.
[32] Vgl. Baier, P.: 2012. S.393.

entstehen, wenn nicht eindeutig geklärt ist, ob die Behandlung dem Bereich Pflege- Kranken- oder Unfallversicherung zugeordnet werden soll. Wenn es nach einem Unfall einen Pflegebedarf gibt, muss geregelt werden, wann die Pflege- und wann die Unfallversicherung Kosten erstattet und ob die Krankenversicherung für die Behandlung aufkommt. Durch die Beantragung für die Leistung kann auf die Patienten eine lange Wartezeit zukommen.[33] Ein weiteres Problem sind die erweiterten Ausgaben der GKV für die Gesundheitsförderung und Prävention, die von der GKV nicht mehr finanziert werden können. Demzufolge zahlen die Versicherte der GKV eine erhörte Ausgabe.[34]

Aufgrund des demografischen Wandels steigt der Leistungsbedarf. Dies führt zur Erhöhung der PKV Beiträge. In Zukunft wird eine noch größere Zunahme des Leistungsbedarfs erwartet und dies könnte zu noch mehr Erschwernissen führen. Dem Gesundheitsministerium sollten die Bundesärztekammer und der Bundesverband der privaten Versicherung einen abgestimmten Entwurf für eine neue Gebührenordnung für Ärzte zur Verfügung stellen. Durch die Unstimmigkeit stellt sich das jedoch als sehr problematisch dar.[35]

Die Finanzierungsgrundlagen der Krankenversicherung sollen weiterentwickelt werden, damit das solidarische System weiter erhalten werden kann. Die Qualität der Krankheitsversicherung sollte nicht durch den sozialen Status, Einkommen oder Wohnort bestimmt sein.[36]

3.2.1 Demografischer Wandel

Der Demografische Wandel ist eine gesellschaftliche Entwicklung, die auf Deutschland einen großen Einfluss nehmen wird. Die wachsende Zahl der älterer Population bedeutet, dass Gesundheitsleistungen verstärkt in Anspruch genommen werden. Dies wird einen großen Einfluss auf die gesundheitliche Versorgung und Sicherungssysteme haben. Für Deutschland sind Prozesse wie die demografische Alterung und geografische Schrumpfung von Bedeutung. In

---

[33] Vgl. finanzen.de (25.06.2017)
[34] Vgl. Gerne, R./ Resse, M.: 2016, S.41.f.
[35] Vgl. Beske, F.: 2014, S.103.
[36] Vgl. aertztblatt.de (25.06.2017)

der demografischen Alterung wächst die Anzahl der älteren Population, während die Anzahl an jungen Menschen sinkt.[37] Die Zunahme der Anzahl der älteren Bevölkerung ist bis zu 2060 prognostiziert. Im Laufe der Zeit wird auch die Anzahl an Erwerbsfähigen sinken, dies wird zur einem Rückgang der Beitragseinnahmen führen.[38]

Besondere Anforderungen werden an die Fachkräfte in der ambulanten und stationären Pflege sowie an die sozialen Pflegeversicherungen gestellt. Es besteht in der Langzeitpflege ein ständig wachsender Bedarf an Pflegekräften, was eine neue Herausforderung darstellt. Demzufolge versucht die Bundesregierung darauf zu reagieren, indem sie die Schülerzahl erhöht und die Beschäftigungsbedingung interessanter gestalten will.[39]

Die GKV Einnahmen sind stark von der wirtschaftlichen Konjunkturlage abhängig. Der brutto Beitragssatz ist durch die Einführung des Gesundheitsfonds gestiegen. Zunehmend findet auch eine Umverteilung der Einkommen von Arbeitsfähigen hin zu nicht Arbeitsfähigen und Rentnern statt.[40]

3.2.2 Wettbewerb zwischen und innerhalb der GKV und PKV

Grundsätzlich kann zwischen zwei Arten von Wettbewerben unterschieden werden: Wettbewerb zwischen der PKV und GKV und Wettbewerb innerhalb der jeweiligen Krankenkassen.[41]

Das Krankenkassenwahlrecht wurde 1996 als ein bewusstes Strukturelement eingeführt. Ab dann hat sich der Wettbewerb innerhalb der GKV erhöht. Da die Mitglieder sehr schnell ihre Krankenkassen wechseln können, ist der Wettbewerb für die Versicherten enorm. Um die Wettbewerbsfähigkeit der Krankenkassen zu verbessern, haben einige Krankenkassen fusioniert, was zu einem Rückgang der Anzahl von Krankenkassen führte. Um für die Versicherten at-

---

[37] Vgl. gbe-bund-de s.435. (25.06.2017)
[38] Vgl. bundesaerzterkammer.de S.3. (26.06.2017)
[39] Vgl. bundesgesundheitsministerium.de (26.06.2017)
[40] Vgl. bundesaerzterkammer.de S.4. (26.06.2017)
[41] Vgl. Hofer, C.: 2008, S.75

traktiv zu bleiben, versuchen die Krankenkassen die steigende Beitragssätze zu vermeiden.[42]

Auch innerhalb der PKV findet ein intensiver Wettbewerb statt. Insbesondere bei Neukunden und jüngeren Versicherungsanwärter, da bei ihnen die Möglichkeit für einen Versicherungswechsel gering ist. Dies ist darauf zurück zu führen, dass die erworbenen Rechte nur bei Tarifwechsel innerhalb eines Unternehmens gelten und beim Wechsel der Krankenversicherung ungültig werden.[43]

Freiwillig Versicherte haben die Wahl zwischen der GKV und PKV, durch diese Wahlmöglichkeit ergibt sich ein Konkurrenzdruck für die Krankenkassen. Die GKV steht somit im Systemwettbewerb zur PKV. Die Personen, die versicherungsfrei sind, können sich in einer GKV versichern, aber gleichzeitig haben sie auch die Möglichkeit sich für die PKV zu entscheiden.[44] Die freiwillig Versicherten entscheiden sich für die nützlichere Alternative. Für Freiwillige die jung, gesund sind und keine Kinder haben, ist die private Versicherung attraktiver. Da die PKV ihre zukünftigen Mitglieder nach dem gesundheitlichen Zustand und Alter selektiert, bleiben die älteren, erkrankten Mitglieder eher in der GKV. Diese Konstellation führt dazu, dass für die GKV erhebliche Verluste an Deckungsbeiträgen entstehen.[45]

3.2.3. Einkommensselektion zwischen GKV und PKV Versicherten

Nicht alle Bürger haben ein Anspruch sich in der PKV versichern zu lassen. Die privaten Krankenversicherungen machen eine Berufsstatus- und Einkommensselektion. Personen mit einem höheren Einkommen, können sich privat versichern lasse.[46] Während dessen bleiben Personen mit einem mittlerem Einkommen in der GKV zur Solidarität mit einkommensschwachen Personen.[47]

---

[42] Vgl. aok-bv.de (26.06.2017)
[43] Vgl. Hofer, C.: 2008, S.75.
[44] Vgl. Schuler-Harms, M.: 2012, S.95.
[45] Vgl. Wille, E./ Knaber, K.: 2011, S.46.f.
[46] Vgl. Knieps, F.: 2017, S.170.
[47] Vgl. Wendt, C.: 2013, S.99.

3.3 Krankenversicherungssystems der Zukunft

Obwohl sich in Deutschland mehr als hundert Gesetze und untergesetzliche Regelungen geändert haben, hat es keine davon geschafft, das GKV Versicherungssystem zu stabilisieren. Die Einführung von Neuregelungen im Gesundheitswesen hat sich nur kurz als effektiv gezeigt. Eine langfristige Lösung für die Finanzprobleme wurde noch nicht gefunden. Der Staat hat die Notwendigkeit für weitere Interventionen gesehen.[48]

3.3.1 Fehlender Wettbewerb

Ein aktuelles Problem der Krankenkassen ist der fehlende Wettbewerb. Es wurde festgestellt, dass sich der Wettbewerb geringfügig weiterentwickelt und in verschiedenen Elementen sogar Rückschritte aufgewiesen hat.[49] Die Monopolkommission hat festgestellt, dass die Krankenversicherungssysteme eine größere Anzahl von ungenutztem wettbewerblichen Potential besitzt. Die Potenziale könnten die Zukunftsfähigkeit der Krankenversicherungssysteme deutlich verbessern.[50] Wettbewerbe zwischen den Krankenkassen sind sehr wichtig für Patienten. Dadurch erhalten sie eine größere Wahlfreiheit und im Endeffekt eine bessere Behandlung. Der Wettbewerb soll auch zu mehr Qualität, Effizienz und zu weniger Bürokratie beitragen. Um das zu erreichen, soll in Zukunft der Anreiz zum Wettbewerb gestärkt werden.[51]

3.3.2 Bürgerversicherung

Die solidarische Bürgerversicherung ist auf der Idee gegründet die ungerechte Teilung zwischen der privaten und gesetzlichen Krankenversicherung abzuschaffen. Ziel der Bürgerversicherung ist , die Einnahme- als auch Ausgangsprobleme der heutigen GKV zu beheben.[52] Die Sonderregelung für Personen-

---

[48] Vgl. Bundesärztekammer, Arbeitsgemeinschaft der deutschen Ärztekammern: 2013, S.
[49] Vgl. Monopolkommission 2017, S.18
[50] Vgl. Monopolkommission,: 2017, S.125.
[51] Vgl. bundesgesundheitsministerium.de (27.06.2017)
[52] Vgl. Bandelow, N.C./ Eckert, F./ Rüsenberg, R.: 2009, S.268.

gruppen wie Beamte und Selbstständige werden entfallen. Durch langfristige Betrachtung sollen dann alle Bürger im GKV System versichert sein.[53]

Die Privatärztliche Versicherungsstelle hat eine Studie durchgeführt, wo sich möglichen Probleme der Bürgerversicherung für die medizinischen Infrastruktur, Honorarwegfall für Ärzte und die Versicherten zeigten. Die Privatversicherten haben eine große Bedeutung für das Gesundheitssystem, denn es wurde gezeigt, dass 11% der privat Versicherten für den Anteil von 24% der ambulanten Jahresumsätze zuständig sind. Somit sind diese Versicherten die Grundlage für die medizinische Infrastruktur in Deutschland.[54]

Nach dieser Studie wurde gezeigt, dass mit der Auflösung der PKV, im ambulanten Bereich die jährlich ärztlichen Zusatzhonorare in Höhe von fast. 6 Mrd. Euro gesenkt würden. In der Studie wurde auch festgestellt, dass bei Realisierung der Bürgerversicherung etwa 34.000 Stellen nur in den ambulanten Praxen in Frage gestellt würden. Dabei stellt sich heraus, dass Preisinvestitionen noch kaum zahlbar wären und, dass die Versorgung in Krankenhäusern von den Fachärzten verlängert werden müssten.[55]

3.3.3 Fehlender Solidarausgleich in der PKV

Die private Krankenversicherung ist auf einem Äquivalenzprinzip gegründet. Dies bedeutet, dass die Beiträge der Mitglieder nach dem Geschlecht, Krankheitsgefahr, Vorerkrankung, Alter und vielen anderen Faktoren berechnet werden. Je mehr Inanspruchnahme von Leistungen durch bekannte Risiken des Versicherten zu erwarten ist, desto höher wird der Beitrag.[56] Die wachsende Anzahl der Rentner und die abnehmende Anzahl an Arbeitsfähigen bringt das System der Umlagenfinanzierung ins Wanken. Das Gesundheitssystem leidet immer mehr an Knappheitsbedingungen. Der demografische Wandel und die steigenden Gesundheitskosten, die durch medizinische Fortschritte entstanden sind, verursachen immer mehr finanzielle Schwierigkeiten für die Krankenkas-

---

[53] Vgl. Strengmannm, Kuhn, W.: 2005, S.72.
[54] Vgl. asscompacht.de (27.06.2017)
[55] Vgl. asscompacht.de (27.06.2017)
[56] Vgl. Schoeder, W./ Paquet, R.: 2009, S.138.

sen. Darum ist der Solidarausgleich für die GKV sowie für die PKV notwendig.[57] Ältere Menschen, die längere Zeit privat versichert waren, können nicht mehr in die GKV zurückkehren. Durch ihr Alter und ihre Erkrankungen müssen diese Mitglieder sehr hohe Beiträge zahlen, die sie sich oft kaum leisten können.[58] Die Solidargemeinschaft bewirkt, dass sich die Mitglieder durch die GKV im Krankheitsfall gegenseitig unterstützen. Das GKV- System erfolgt zum einem zwischen Gesunden und Kranken, und zum anderen zwischen Hoch -und Niedrigverdienern.[59] Der Solidarausgleich stellt somit einen wichtigen Bestandteil der zukünftigen Krankenkassen dar.

3.3.4 Gleichstellung der Versicherten

Wenn es um medizinische Behandlungen geht, wurde oft drüber diskutiert ob privat Versicherte mehr Privilegien haben als gesetzlich Versicherte. In einer Studie der Wissenschaftlichen Hochschule Lahr, wurde nachgewiesen, dass Privatversicherte im Durchschnitt 8,97 Tage, und gesetzlich Versicherte 10,55 Tage auf einen Termin warten müssen.[60] In einer weiteren Studie wurde untersucht, ob privat Versicherte häufiger von neuen Arzneimitteln profitieren. Das Wissenschaftliche Institut des Verbandes der Privaten Krankenversicherung (WIP) hat die Untersuchung durchgeführt, und es hat ergeben, dass bei den privaten Krankenversicherungen die neuen Medikamente einen Umsatzanteil von 7,34% an den jeweiligen therapeutischen Untergruppen einnehmen. Im Vergleich dazu, haben die Mitglieder der GKV einen Umsatzanteil von 5,30% erreicht.[61]

---

[57] Vgl. Häussler, B.: 2010, S.138.
[58] Vgl. Fleßa, S.: 2007, S.70.
[59] Vgl. Gary, A.: 2013, S.9.
[60] Vgl. Ostendarf, G.M.: 2012, S.25.
[61] Vgl. Ostendarf, G.M.: 2012, S.38.

4 Fazit und Ausblick

Die Versorgung könnte sich durch den Wettbewerb zwischen den Krankenkassen verbessern. Dadurch müssten die Krankenkassen mehr Ideen und Kreativität aufzeigen, um neue Mitglieder zu aquirieren, oder um die Mitglieder, die nicht mehr bei ihnen versichert sind, zurückzugewinnen.

Da Thema Bürgerversicherung steht im Mittelpunkt. In diesem Fokus steht insbesondere die Möglichkeit, dass dadurch die PKV eliminiert wird und andererseits, dass Menschen mit geringen Einkommen durch die Bürgerversicherung entlastet werden. Da die Untersuchung der Bürgerversicherung vom PVS Verband durchgeführt wurde, ist es nicht möglich sich auf die Objektivität der Durchführung und die Interpretation der Ergebnisse zu verlassen.

Durch den Demografischen Wandel leiden immer mehr Krankenkassen an Knappheitsbedingungen. Zur wesentlichen Verbesserung dieses Problems könnte die Einführung des Solidarausgleichs führen. Dies würde bewirken, dass sich Mitglieder der GKV im Krankheitsfall gegenseitig unterstützen.

Schließlich kann gesagt werden, dass die heutigen Krankenkassen den aktuellen Anforderungen nicht mehr entsprechen. Um die Ansprüche zu erfüllen, sollte nach langfristigen Lösungen gesucht werden. Letzteres wird die Zeit zeigen: ob die nötigen Maßnahmen eingeführt und auch Erfolg zeigen werden.

Literaturverzeichnis

Baier, P.: Der Basistarif der privaten Krankenversicherung. Karlsruhe. 2012.

Bandelow, N. C./ Eckert, F./ Rüsenberg Br.: Gesundheit 2030. Qualitätsorientierung im Fokus von Politik, Wirtschaft. Wiesbaden. 2009.

Beske, F.: Gesundheitsversorgung von morgen. Was kommt auf Versicherungen, was auf Ärzte und was auf Patienten zu. Stuttgart. 2014.

Böckmann, R.: Quo Vadis, PKV? Eine Branche mit dem Latein am Ende?. Wiesbaden. 2011.

Bundesärztekammer, Arbeitsgemeinschaft der deutschen Ärztekammern: Anforderungen zur Weiterentwicklung des dualen Krankenversicherungssystems in Deutschland. Berlin. 2013.

Carlson, S.B.: Leistungsausschlüsse als Rationalisierungsinstrument im Gesundheitswesen. Eine vergleichende Untersuchung der Rechtslage in Deutschland und England. Berlin. 2014.

Charles, J./ Pirko.: Springer Wörterbuch. Gesundheitswesen. Public Health von A bis Z. 2., vollständig überarbeitete und erweiterte Auflage mit 33 Abbildungen. Berlin. 2002.

Charlies, S.: Soziale Gerontologie. Altenpflege professionell. Stuttgart. 2007.

Dicke, V./ Härle, I./ Lullies, D.: et al.: Kranken- und Unfallversicherungen, Fach- und Führungskompetenzt für die Assekuranz. 2. Auflage. Karlsruhe. 2015.

Fleßa, S.: Gesundheitsökonomik. Eine Einführung in das wirtschaftliche Denken der Mediziner. Zweite, durchgesehene und aktualisierte Auflage. Berlin-Heidelberg. 2007.

Gary, A.: Konzeptionelle Grundlagen eines marktorientierten strategischen Krankenhauscontrollings. Eine theoretische und empirische Untersuchung. Kassel. 2013.

Gerner./ Resse, M.: Handbuch Präventionsgesetz. Neuregelung der Gesundheitsförderung. Frankfurt am Main. 2016.

Hansen, G./ Hansen, P.: Gesundheitswesen und Sozialstaat. Gesundheitsförderung zwischen Anspruch und Wirklichkeit. Wiesbaden. 2008.

Häussler, B.: Jahrbuch der medizinischen Innovation. Band 6. Innovation und Gerechtigkeit. Stuttgart. 2010.

Hofer, C.: Produktauswahl in der privaten Krankenversicherung aus Kundensicht. Auswahlprobleme und Verfahren zur Unterstützung der Auswahlentscheidung. Karlsruhe. 2008.

Knieps, F.: Gesundheitspolitik: Akteure, Aufgaben, Lösungen. Berlin. 2017.

Monopolkommission.: Stand und Perspektiven des Wettbewerbs im deutschen Krankenversicherungssystem. Sondergutachten 75. Sondergutachten der
Monopolkommission gemäß § 44 Abs. 1 Satz 4 GWB. 2017.

Musil, A.: Stärkere Eigenverantwortung in der Gesetzlichen Krankenversicherung. Eine agency-theoretische Betrachtung. Wiesbaden. 2003.

Ostendorf, G.M.: Versicherungsmedizin im 21. Jahrhundert. Private Krankenversicherung. Karlsruhe. 2012.

Pfeifer, H.: Versicherungen. So sparen Sie richtig Geld. Freiburg. 2010.

Preusker, U.K.: Lexikon des deutschen Gesundheitssystems. 3., neu bearbeitete Auflage. Heidelberg. 2010.

Schirmer, H.D.: Vertragsarztrecht kompakt. Die übersicht für Ärzte, Psychotherapeuten und Juristen. Köln. 2006.

Schroeder, W./ Paquet, R.: Gesundheitsreform 2007. nach der Reform ist vor der Reform. Wiesbaden. 2009.

Schuler- Harms, M.: Konsensuale Handlungsformen im Sozialleistungsrecht. Berlin. 2012.

Stier, M.: Das Einmaleins der Entgeltabrechnung 2017. Der Ratgeber zur Lohn- und Gehaltsabrechnung mit Praxisfällen. 14 überarbeitete Auflage. 2017.

Strengmann-Kuhn, W.: Das Prinzip Bürgerversicherung. Die Zukunft im Sozialstaat. Wiesbaden. 2005.

Wasmann, H.: Aufgaben und Akteuren im Gesundheitswessen. Studienbrief der SRH Fernhochschule Riedlingen. Riedlingen. 2016.

Wendt, C.: Krankenversicherung oder Gesundheitsversorgung? Gesundheitssysteme im Vergleich. 3., überarbeitete Auflage. Wiesbadan. 2013.

Wille, E./ Knaber, K.: Reformkonzepte im Gesundheitswesen nach der Wahl. Frankfurt am Main. 2011.

Verzeichnis der Internetquellen

aertztblatt.: Entschließung zum Tagesordnungspunkt II: Anforderungen an eine Krankenverscherung in der Zukunft. 2012
https://www.aerzteblatt.de/archiv/126571/Entschliessungen-zum-Tagesordnungspunkt-II-Anforderungen-an-eine-Krankenversicherung-in-der-Zukunft (25.06.2017)

AOK Bayern – Die Gesundheitskasse.: Krankenkassenwahlrecht. 2015.
http://www.aok-business.de/bayern/fachthemen/krankenkassenwahlrecht/allgemeines/ (22.06.2017)

AOK-Bundesverband.: Wettbewerb in der gesetzlichen Krankenversicherung. o.J.
http://aok-bv.de/lexikon/w/index_00054.html (26.06.2017)

AssCompact.: PVS-Studie beleuchtet Auswirkung einer Bürgerversicherung. 2017.
http://www.asscompact.de/nachrichten/pvs-studie-beleuchtet-auswirkungen-einer-b%C3%BCrgerversicherung (27.06.2017)

Bundesärtekammer.: Anforderungen zur Weiterentwicklung des dualen Krankenversicherungssystem in Deutschland. 2013
http://www.bundesaerztekammer.de/fileadmin/user_upload/downloads/116DAeTAntrag_ZukunftKrankenversicherung_April_2013.pdf (26.06.2017)

Bundesgesundheitsministerium für Gesundheit.: Wettbewerb im Gesundheitswessen. 2016.
http://www.bundesgesundheitsministerium.de/themen/krankenversicherung/herausforderungen/wettbewerb.html (27.06.2017)

Bundesgesundheitsministerium für Gesundheit.: Demografischer Wandel. 2015
http://www.bundesgesundheitsministerium.de/themen/krankenversicherung/herausforderungen/demografischer-wandel.html (26.06.2017)

Bundesgesundheitsministerium für Gesundheit.: Private Krankenversicherung (PKV). 2016

http://www.bundesgesundheitsministerium.de/themen/krankenversicherung/online-ratgeber-krankenversicherung/krankenversicherung/private-krankenversicherung-pkv.html (23.06.2017)

Bundesgesundheitsministerium für Gesundheit.: Wahltarife, Bonusprogramme und Zusatzleistungen. o.J.

https://www.bundesgesundheitsministerium.de/themen/krankenversicherung/online-ratgeber-krankenversicherung/krankenversicherung/wahltarife-etc.html (22.06.2017)

Czysz, A./ Joosten, A.: Zusatzbeitrag der Krankenkassen. o.J.

https://www.krankenkassen.de/gesetzliche-krankenkassen/krankenkasse-beitrag/kein-zusatzbeitrag/ (22.06.2017)

finanzen.de Vermittlungsgesellschaft.: Gesundes Gesundheitssystem? – Neue Studien kritisieren GKV und PKV. 2014

http://www.finanzen.de/news/14998/gesundes-gesundheitssystem-neue-studie-kritisiert-gkv-und-pkv (25.06.2017)

Gbe Bund.: Welche Auswirkung hat der Demografische Wandel auf Gesundheit und

Gesundheitsversorgung? o.J.

http://www.gbe-bund.de/pdf/kap_09_gesber2015.pdf#SEARCH=%22demographisches (25.06.2017)

Krankenkasse.: Leistungen der Privaten Krankenversicherung. o.J.

http://www.krankenkassen.net/private-krankenversicherung/leistungen-der-pkv.html (24.06.2017)

Krankenkassennetz.: Gesetzliche Krankenkasse (GKV). 2012.
http://www.gesetzliche-krankenkassen.biz/2012/09/27/gesetzliche-krankenkassen-gkv/
(20.06.2017)

Krankenversicherung.: Familienversicherung – Kinder in der gesetzlichen und privaten Krankenversicherung. o.J:
http://www.krankenversicherung.net/kinder (23.06.2017)

Private Krankenkasse PKV.: So kalkulieren die Versicherer die Beiträge. o.J
http://www.private-krankenkasse-pkv.de/pkv-so-kalkulieren-die-versicherer-die-beitraege-2164 (24.06.2017)

Verband der Privaten Krankenversicherung.: Krankenversicherung. o.J.
https://www.pkv.de/themen/krankenversicherung/ (22.06.2017)

Verband der Privaten Krankenversicherung.: Wann kann ich meine private Krankenversicherung kündigen?. o.J.
https://www.pkv.de/themen/krankenversicherung/so-funktioniert-die-pkv/wann-kann-ich-meine-private-krankenversicherung-kuendigen/ (23.06.2017)

Verband der Privaten Krankenversicherung.: wie kann ich mein Kind krankenversichern? o.J
https://www.pkv.de/themen/krankenversicherung/so-funktioniert-die-pkv/wie-kann-ich-mein-kind-krankenversichern/ (24.06.2017)

Anhang

Anhang 1: Beitragssatzentwicklung in der GKV

Anhang 2: Anzahl der PKV- Versicherten

Anhang 3: Leistungen der privaten Kranken- und Pflegeversicherung nach Leistungsart

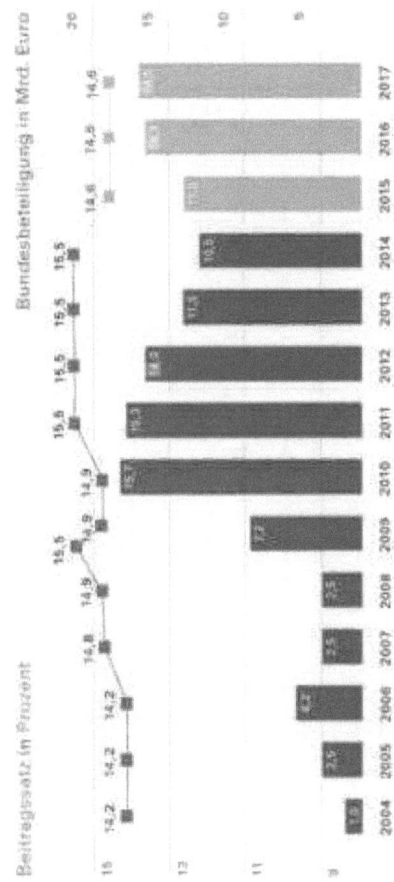

Anhang 2

PKV-Versicherte	Jahr (absteigend)							
	⊕ 2000	⊕ 2005	2010	2011	2012	2013	2014	2015
⊕ Vollversicherte Personen	7.493.800	8.373.000	8.895.500	8.976.400	8.956.300	8.890.100	8.834.400	8.787.300
⊕ Zusatzversicherungen insgesamt Info	13.824.700	17.087.800	21.969.400	22.498.900	23.070.900	23.524.500	24.342.400	24.770.100
Personen mit Pflegeversicherung	8.303.400	9.164.300	9.593.000	9.666.900	9.619.600	9.537.500	9.472.700	9.413.600

Anhang 3

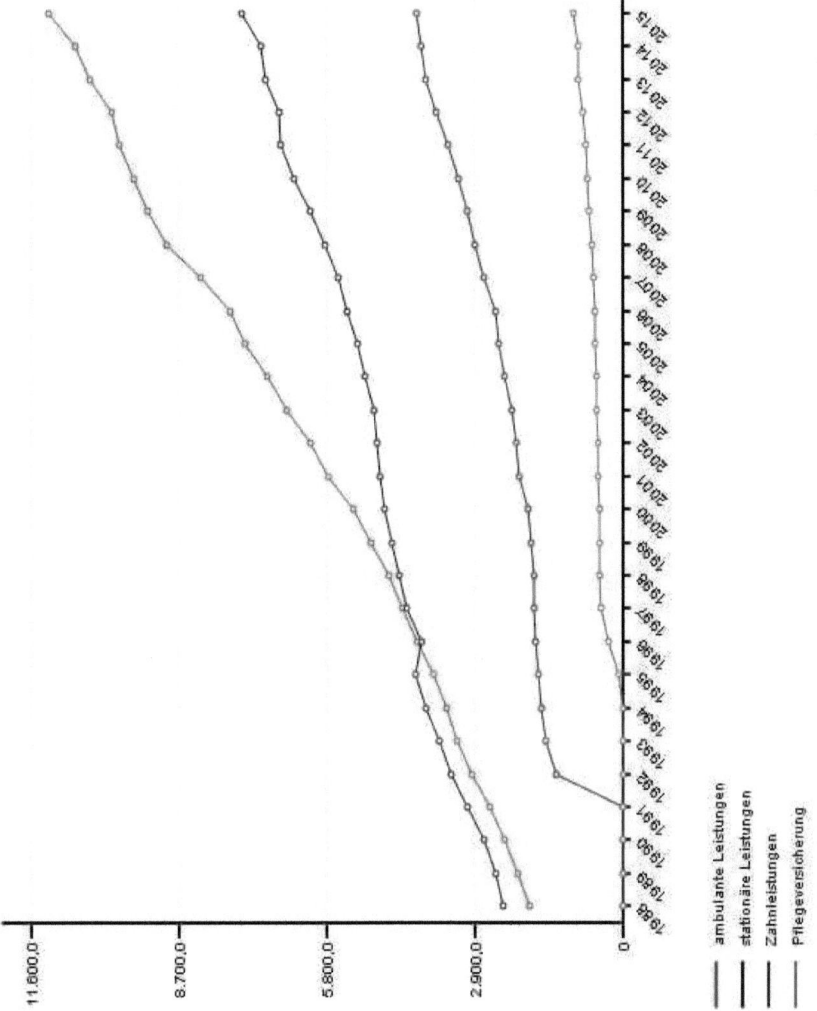

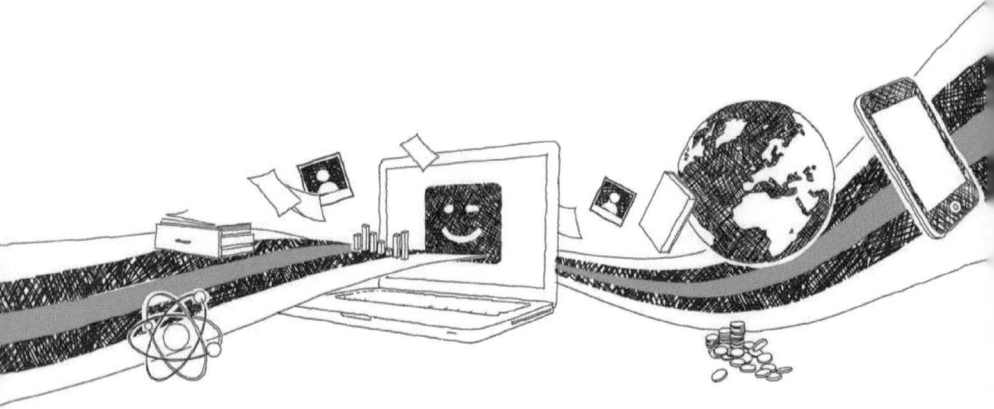
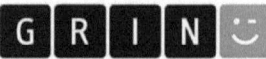